AF634605

Kurzgefaßte Beschreibung
der
Cholera
und
der Methode, sie zu heilen.

Von

Dr. Paul von Kildjuschewski,
praktischer Arzt, Operateur und Geburtshelfer, ordentlicher Professor der Physiologie und Anatomie an der Kaiserl. Russischen Akademie zu Moskau, Ritter, ꝛc.

Uebersetzt und bevorwortet
von
Dr. Stucke.

Berlin, 1831.
Gedruckt und verlegt
bei G. Reimer.

Vorwort.

Von einem Arzte, der die Krankheit, welche leider jetzt Europa heimsucht, in Moskau, Saratow, Chwalinsk, Tula, in Danzig, im Danziger und Marienburger Werder, u. s. w. beobachtet und behandelt hat, der überdies den Ruf ausgezeichneter Gelehrsamkeit und praktischen Talents, der das hohe Vertrauen Sr. Majestät des Kaisers von Rußland besitzt — scheint mir jedes Wort über die Natur und Heilung der Cholera beachtenswerth.

Ich habe mich daher gern zu der getreuen Uebersetzung des lateinischen Manuscripts verstanden; um so lieber, da der würdige Herr

Verfasser durch seine Individualität, seine Hingebung für das Wohl der Kranken, durch die Uebereinstimmung seiner Grundansichten von dem Wesen und der Heilung der Krankheit, mit denen, die ich mir gebildet habe, mich besonders interessirt.

Folgende Sätze sprechen durch Einfachheit und Wahrheit an; sie verdienen besondere Aufmerksamkeit, da der Herr Verfasser in Behandlung von Cholera = Kranken äußerst glücklich war, und wenn sie nichts Neues, nichts Besonderes, keine Anpreisung eines specifischen Heilmittels enthalten, so sind sie doch sehr zu beherzigen, — da die Behandlung der Cholera nach allgemeinen therapeutischen Grundsätzen nicht genug empfohlen werden kann.

Marienburg, September 1831.

C. Stucke,
Dr med. et chirurg.
praktischer Arzt in Cöln.

I. Verlauf der Cholera.

Der Verlauf der Cholera kann füglich in drei Stadien eingetheilt werden; in das krampfige, nervöse und apoplektische.

Das erste oder krampfige Stadium.

Zeichen: Das Gesicht erleidet eine sonderbare, dieser Krankheit eigenthümliche Veränderung; es ist zusammengefallen, blaß, mägerlich und gelblich — cholerisch; die Augen sind hohl, zurückgezogen, matt und schmachtend, zuweilen aber blitzend, scharf und unruhig; die Hornhaut ist wie mit Gaze, Flor überzogen; die Nase spitzt sich zu; die Lippen werden bläulich grau; der Ausdruck oder Anblick des ganzen Gesichts ist der eines (tief Leidenden) Nervösen, mit dem Gepräge von Gram und Traurigkeit, und oft auch zugleich von Extase. — Der Mund ist nicht trocken, die feuchte Zunge aber kälter als gewöhnlich, gegen die Wurzel hin und in der Mitte mit einem weißlich gelben Schleime bedeckt; die Respiration ist unregelmäßig, es ist Herzklopfen, zuweilen Spannung des Unterleibes, Poltern und Kullern in den Eingeweiden vorhanden; die Extremitäten sind kalt; die Bedeckungen der Hände und Füße schrumpfen zusammen, fangen an runzlicht zu werden, und bekommen eine bleigraue bläulich- oder aschgraue Farbe; die Hautausdünstung wird unterdrückt, der Turgor vitalis vermindert sich allmählich; der Körper verliert in kurzer Zeit seine Fülle, er magert (scheinbar) ab. Die Stuhlausleerung ist häufiger als gewöhnlich, die Urinaussonderung ist beschwerlich; der Puls ist in diesem Zeitraum der Krankheit bald klein, schnell, unregelmäßig, bald härtlich krampfhaft, unterdrückt, bald weich und schwach.

Symptome: Der Kranke leidet an einem gewissen unbehaglichen, unangenehmen Gefühl; er klagt über dumpfen Kopfschmerz, über Schwere und Schwindel (wie wenn er Kohlensäure-Gas eingeathmet hätte), über Klingen und Brausen in den Ohren, welche Symptome indessen zuweilen fehlen. Die Schärfe des Gesichts verschwindet, und alle Dinge erscheinen wie mit einer Wolke, oder wie mit einem Dampf umgeben; der Appetit fehlt, und die Verdauung wird gestört; der Geschmack ist fade; es treten Aufstoßen, Uebelkeit, Würgen ein; der Kranke hat ein unangenehmes Gefühl in den Präcordien und in der Magengegend; der Athem ist erschwert, um den Nabel herum fühlt der Kranke einen fixen Schmerz, in den unteren Extremitäten hat er das Gefühl von Ameisenkriechen, das mit einem ziehenden Schmerz abwechselt; er empfindet kleine Frostschauder.

Das zweite oder nervöse Stadium.

Zeichen: Alle, das erste Stadium der Cholera begleitenden Zeichen werden intensiver und häufiger. Es treten später oder früher Erbrechen und Durchfall hinzu. In diesem Falle werden zuerst die im Magen und Darmkanal befindlichen Stoffe oder Unreinigkeiten der ersten Wege entleert, später werden serös-wäßrige Massen, entweder für sich, oder mit Schleim vermischt, und durchaus keinen üblen Geruch verbreitend, in vollem Strom ausgeworfen, ausgegossen; die Zunge wird runzligt und dünne, besonders auch kälter; es treten Krämpfe der Finger und Zehen, Krämpfe der Waden hinzu; der Körper wird unruhig hin und her geworfen, die Stimme wird schwach, bedeckt, heiser, cholerisch, wie wenn sie von unten aus einem tiefen Graben käme; es tritt Schluchzen ein, der Puls wird klein und fadenförmig.

Symptome: Flüchtige Hitze, Ziehen in den Schultern, zuweilen Gefühl von heftigem Brennen in der Herzgrube; unerträglicher Druck auf der Brust, brennender Durst, Schmerz, Dumpfheit der Extremitäten, und großes Schwächegefühl quälen den Kranken. Die Seelenkräfte, sowohl die höheren als die niedern, erleiden gar keine krankhafte Veränderung.

Drittes, oder apoplectisches Stadium.

Zeichen: Die beschwerliche Kälte, und die abzehrende Magerkeit nehmen auf das schleunigste zu, die Farbe der Extremitäten wird blau, die Finger ziehen sich zusammen, die Zehen aber sind ausgedehnt; die Respiration ist kurz, keuchend, erschwert, die Stimme ertönt rauh, schwach und schwächer — ganz unbeschreiblich eigenthümlich. Das Gesicht und der ganze Körper bedecken sich mit einem klebrigen, kalten, passiven Schweiß, die Mundhöhle ist eingezogen, die Backen eingefallen; die Zähne sind nicht selten mit einer bräunlichen Masse, die Zunge aber, die kalt und starr ist, mit einem weiß-gelblichen Schleim bedeckt. Der Kranke wirft sich unruhig hin und her. Im Verlauf dieses Stadiums vermindern sich Brechen, Durchfall und Krämpfe; sie hören auch wohl gänzlich auf; zuweilen indessen treten Emproststononos und Opiststotonos auf. Der Puls der Arterien fehlt, der des Herzens aber ist deutlich zu bemerken, doch ist er unregelmäßig.

Symptome: Der Kranke empfindet die größte Schwäche, das größte Darniederliegen der Kräfte; der Kopf ist schwer, und von einem dumpfen Schmerz eingenommen; es tritt Schlafsucht ein, die durch schreckhafte Träume und Visionen gestört wird; die Sekretionen hören sämmtlich auf, besonders die des Urins; der Kranke empfindet Dysurie und Strangurie. Endlich beschließt der Tod diesen elenden Zustand. Doch in diesem Augenblick erfährt der Ausdruck des Gesichts wiederum eine neue Veränderung, so daß die Leiche eines an Cholera Verstorbenen ohne Schwierigkeit von andern Leichen unterschieden werden kann. Diese Veränderung des Gesichts, sowohl des Sterbenden als des Verstorbenen, ist eine eigene, von der von Hippokrates so meisterhaft beschriebenen, gänzlich abweichende, in allen Beziehungen verschiedene.

Abweichungen im Verlauf der Cholera.

Sowohl in Hinsicht des Verlaufs der Cholera, als der objectiven und subjectiven Zeichen, die sie darbietet, finden große Abweichungen Statt. Zuweilen ist der Anfall von Cholera so acut und rasch in seinem Verlauf, daß jene Stadien gleichsam in ein einziges zusammenfließen; zuweilen werden selbst wesentliche Symptome der Cholera in Hinsicht ihrer Aufeinanderfolge abgeändert, und einige fehlen sogar im Verlauf der ganzen Krankheit. Die gewissesten Erscheinungen aber der Krankheit sind, hier sey es wiederholt; Poltern und Kullern im Leibe, Erbrechen und Durchfall wässeriger Massen, Krämpfe der Extremitäten, der eigenthümliche Ausdruck des Gesichts, die eigenthümliche Stimme, Angst, und Gefühl von Beklemmung in der Herzgrube, Herzklopfen, u. s. w.

II. Aetiologie.

Eine unregelmäßige Lebensart, in Hinsicht auf Luft, Speise, Trank, Bewegung und Ruhe, Wachen und Schlaf, Aussonderungen und Verhaltungen, und auf Gemüths-Bewegungen, prädisponiren unsern Körper nur zur Cholera. Für die, die epidemische Cholera erzeugende Gelegenheits-Ursache können sie keineswegs gehalten werden. Was haben z. B. in dieser Epidemie die Veränderungen des Himmels, die Jahreszeiten, das Clima, die Temperatur ꝛc. für einen Einfluß? Keinen! Zwar ist eine verdorbene Lebensweise zu jeder Zeit von großem Einfluß auf die Gesundheit gewesen, eine solche aber hat von jeher, vielleicht seit dem ersten Menschen bestanden; nur jetzt aber kommt die epidemische Cholera nach Europa, nur jetzt herrscht sie, nur jetzt stellt sie ihre Verwüstungen unter dem Menschengeschlechte an; früher nicht!

Deshalb ist man gezwungen, zur Hervorrufung und zur Beförderung dieser Affection die Existenz von etwas Besonderem, Eigenthümlichem anzunehmen, welches, so weit ich es kenne, ein Contagium ist, das, nach dem Namen der Krankheit: Cholera-Contagium genannt werden muß. *)

---

*) Die Möglichkeit der Entwickelung eines Cholera-Contagiums wird, selbst von den entschiedensten Anticontagionisten oder Miasmatikern, nicht geläugnet; die genauen Untersuchungen der Aerzte Königsberg's, Elbing's, Danzig's ergeben indessen, daß

III. Natur der Cholera.

Beim Beginn der Ausbildung der Cholera wird das Nervensystem des innern, vegetativen, reproductiven Lebens auf eine noch unbestimmte Weise ergriffen, und seine Thätigkeit entweder aufgeregt oder unterdrückt; hieraus geht der fast zur gleicher Zeit krankhafte Zustand des Blutsystems hervor; daher der Zufluß des Blutes nach den innern Theilen, daher Congestion, Stockung, Gerinnung. Später wird die Blutmasse einer Veränderung unterworfen, und geht aus einem Zustande in den andern über; hier wird der Lebenssaft, das Blut, in den dicken und flüssigen Theil, den sogenannten Blutkuchen und das Serum abgesondert; der seröse Theil wird vor und nach in den Darmkanal ergossen; — daher die wässerige, seröse Flüssigkeit, die durch Erbrechen und Diarrhoe entleert wird. Der consistente

---

die Cholera sich an manchen Orten von selbst entwickeln könne. Die große Frage über contagiösen oder miasmatischen Ursprung der Cholera, so wie über die Art ihrer Verbreitung wird ewig unentschieden bleiben.

A. d. Uebers.

Theil des Blutes, der Blutkuchen, erfährt ohne Zweifel ebenfalls eine eigene Veränderung innerhalb der Gefäße des lebendigen Körpers; der Faserstoff des Blutkuchens trennt sich von dem färbenden Theile des Blutes, oder vom Cruor, und vom anhängenden Serum; er scheidet aus, und verweilt im Herzen und in den großen Gefäßen, wo er sich sehr häufig in Form von Polypen verändert vorfindet. Der färbende oder rothe Theil aber, der Cruor des Blutes, scheidet sich als eine gallertartige, schwarzrothe Haut oder Membran ab, welche die innere Oberfläche des Herzens und der Gefäße, so wie die äußere der gebildeten Polypen bedeckt.

Fast alle Sekretionen, sowohl die äußeren als die inneren, nämlich die Hautausdünstung, die Thränen, der Speichel, der Schleim in der Mundhöhle, die Galle, der Urin, u. s. w. werden in der Cholera unterdrückt. Diese Erscheinung hängt davon ab, daß der gemeinschaftliche Quell der Absonderungen, der Lebenssaft, theils aus einer verkehrten Einwirkung des Nervensystems, theils aus einer Mischungs-Veränderung der Blutmasse derjenigen Bestandtheile entbehrt, welche für die äußern und innern Absonderungen nöthig sind. Auch ist die sowohl mechanisch als chemisch und dynamisch gestörte und verringerte Kraft der Absonderungs-Organe nicht vermögend, zur Vollendung des organischen Prozesses, zur Beförderung der Absonderungen etwas beizutragen.

Die übrigen Symptome und Erscheinungen der Krankheit lassen sich sehr leicht aus der verkehrten Einwirkung des Ganglien-Systems und des Blutgefäß-Systems (der allgemeinen Systeme) erklären.

IV. Prognose in der Cholera.

Im ersten Stadium der Krankheit und in der ersten Hälfte des zweiten Stadiums ist die Prognose meistens günstig. Ein jugendliches Alter, nicht gebrochene Kräfte, die nicht besonders fortgeschritten seyenden Entleerungen nach oben und unten, ein allgemeiner duftender Schweiß, und die Wiederherstellung der übrigen Sekretionen, besonders des Urins, — sind von guter Vorbedeutung; findet das Gegentheil Statt, so ist die Prognose schlecht.

V. Heilmethode der Cholera.

Um diese fürchterliche Krankheit zu heilen, habe ich mich folgender Hülfsmittel, und zwar mit glücklichem Erfolg aller Orten in meiner Praxis bedient:

1) Blutentziehungen. Sowohl allgemeine als örtliche Blutentziehungen — örtliche, da wo allgemeine contraindicirt oder nicht vollkommen indicirt waren — sind in dieser Krankheit sehr häufig anzuwenden. Der Grad der Krankheit, die Leibesbeschaffenheit, die Lebensart, Gewohnheit, und besonders die sichtbare Erleichterung der wesentlichen Symptome der Cholera, die während dem Fließen des Blutes eintritt, bestimmen die Menge des abzulassenden Blutes. Würgen, Erbrechen und Abführen seröser Massen werden weniger. Das lästige Gefühl im ganzen Organismus, das Schmerzgefühl um die Präcordien hören nicht selten vollkommen auf. Eine reichlichere Blutentziehung ist bei weitem wirksamer als wiederholte kleinere; sie macht überdies ein Schutzmittel gegen die Folgen der Cholera aus.

2) Reibungen des ganzen Körpers. Die Reibungen des ganzen Körpers, besonders der Extremitäten und des Rückgrathes mit verschiedenen reizenden rothmachenden Mitteln sind von großem Nutzen bei der Cholera. Die vorzüglichsten Mittel der Art sind: Alkohol und Spiritus mit Senfmehl, mit geriebenem Meerrettig, kaustischem Salmiakgeist, mit Campher, mit Tinktur von spanischem Pfeffer und Canthariden, mit Terpentinöl, Steinöl und Kochsalz.

Die Reibungen müssen anhaltend und fleißig geschehen, und zwar gleich nach beendigtem Aderlaß, oder gar in demselben Zeitpunkt, wo der Ausfluß des Blutes wegen dessen zäher Beschaffenheit gehemmt oder vollkommen unterbrochen wird. Die erste Periode der Krankheit, wo die Vorboten und die ersten Anfänge derselben sich entwickeln, kann mit Hülfe bloßer Reibungen, entweder trockner mit einer Bürste, oder feuchter, ohne alle Aderlässe gehoben werden.

3) Warme Wasser-Bäder. Ich wende warme Wasserbäder entweder mit aromatischen Kräutern, oder als Dampfbäder, entweder vor dem Aderlaß und Reibungen, oder nach denselben an.

4) Rothmachende und blasenziehende Mittel. Sie werden an Armen und Beinen, in der Herzgrube und zwischen den Schultern applicirt.

5) Bedeckung oder Einhüllung des ganzen Körpers. Sie geschieht zur Erhaltung der Wärme entweder mit Pelzen, oder mit Bettwerk, oder mit Kissen und großen Säcken, die mit Leinsamen, Kleien, Hafer, Sand rc. angefüllt sind.

6) Klystiere aus Stärkemehl mit Opium; sie sind nach Umständen mehrere Male nach einander anzuwenden.

So weit die äußern Mittel. Aus der Zahl der innern Mittel habe ich mit Vortheil mich

7) der aromatischen, schweißtreibenden heißen Aufgüsse, zuweilen mit Zusatz einer gewöhnlichen Menge von Liquor Mindereri bedient. Man muß diese Aufgüsse indessen nur mit Vorsicht anwenden, nur eßlöffelweise; ein großer und übermäßiger Genuß von Flüssigkeit ist schädlich.

8) Opium. Mit schleimigen Mitteln verbunden, mit Potio Riveri, und mit concentrirten aromatischen Aufgüssen, giebt das Opium das vortrefflichste Mittel ab; 5 — 8 — 10 Tropfen von Tinct. opii crocat. mit einem Eßlöffel voll irgend eines schleimigen Vehikels sind eine wirksame Gabe.

Folgende Formeln können empfohlen werden:

Rec. Mucilaginis Gummi mimos. Unc. jii.
Aq. menth. pip. Unc. ji.
Laudan. liquid. Sydenhami Scrup. ji aut Drachm. j.
Syr. diacod. Unc. j.
M. D. S. Alle ½ Stunden 1 Eßlöffel voll
(Nach Umständen.)

Rec. Pulv. rad. salep. Scrup. ji — Drachm. j.
Coque s. q. Aq. font. per hor. $\frac{1}{4}$.
Col. refrigerat. Unc. vj. adde
Ol. menth. pip. gtt. jv.
Laudan. liquid. Sydenhami Drachm. β.
Syr. diacod. Unc. β.
M. D. S. Alle $\frac{1}{2}$ Stunden 1 Eßlöffel voll.
(Nach Umständen.)

Man muß das Opium mit größter Vorsicht reichen, weil es eine gewisse Affection des Kopfes hervorbringt, die im Verlauf der Cholera sehr übel ist.

9) Calomel. Ich wende dieses Mittel zu 2 bis 3 Granen alle 2 Stunden nur dann an, wenn das Blut nach dem Kopfe hindrängt. Das nervöse Fieber, welches sehr häufig auf die Cholera folgt, besonders nach größeren Gaben von Opium,*) wird mit Calomel und Valeriana-Aufguß u. s. w. glücklich behandelt; unter diesen Umständen sind ableitende Mittel an Kopf, Arme und Waden 2c. wiederum nicht zu vernachlässigen.

*) und von flüchtigen Reizmitteln Anm. d. Ueb.

Schlußworte.

Der Arzt muß bei Behandlung von Cholera-Kranken fleißig und aufmerksam, sicher und ausdauernd seyn; er muß genau beobachten und schnell sich entschließen können, damit der Kranke gerettet werde.

Die Cholera ist eine äußerst hitzige, rasch verlaufende Krankheit; es muß daher das Heilverfahren in solchem Fall auf das schleunigste ins Werk gesetzt werden.

Zur Cur dieser Krankheit sind die äußern Mittel von besonderm Nutzen.

Die Folgekrankheiten der Cholera; oder jede andere Complication sind nach ihrem Charakter zu behandeln.

Innere Reizmittel, selbst wenn sie zur Wiederbelebung nöthig wären, dürfen nicht lange fortgesetzt werden.

Von den Specificis ist weiter nichts zu sagen, als daß sie in den, der Cholera vorhergehenden, oder ihr nachfolgenden Krankheiten, allenfalls ihren Nutzen haben können.

FSC
www.fsc.org
MIX
Papier | Fördert
gute Waldnutzung
FSC® C083411

Zeitfracht Medien GmbH
Ferdinand-Jühlke-Straße 7
99095 Erfurt, Deutschland
produktsicherheit@kolibri360.de